L'ALLAITEMENT ARTIFICIEL

ET

LE BIBERON

PAR

MADAME MADELEINE BRÈS

NÉE GEBELIN

DOCTEUR EN MÉDECINE DE LA FACULTÉ DE PARIS

Élève des Hôpitaux

PARIS

G. MASSON, ÉDITEUR

LIBRAIRE DE L'ACADÉMIE DE MÉDECINE

Boulevard Saint-Germain, en face de l'École de Médecine

1877

Tous droits réservés.

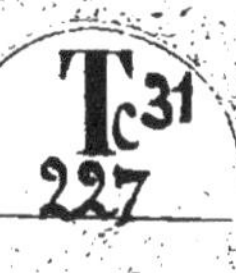

L'ALLAITEMENT ARTIFICIEL

ET

LE BIBERON

L'ALLAITEMENT ARTIFICIEL

ET

LE BIBERON

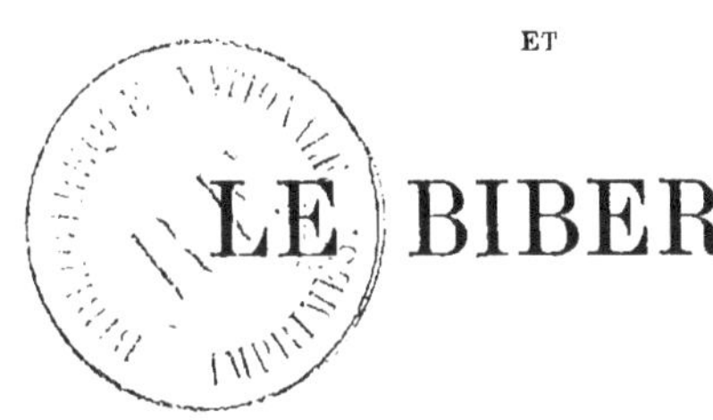

PAR

MADAME MADELEINE BRÈS

NÉE GEBELIN

DOCTEUR EN MÉDECINE DE LA FACULTÉ DE PARIS
Élève des Hôpitaux.

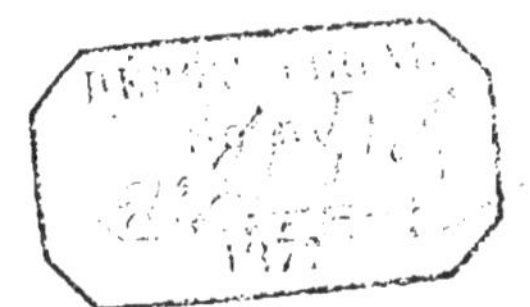

PARIS

G. MASSON, ÉDITEUR

LIBRAIRE DE L'ACADÉMIE DE MÉDECINE

Boulevard Saint-Germain, en face de l'École de Médecine

1877

A M. Henri SAINTE-CLAIRE-DEVILLE

MEMBRE DE L'INSTITUT

En vous dédiant ce premier travail, je m'adresse non-seulement au savant, mais j'obéis surtout à un sentiment de profonde amitié et de reconnaissance pour l'intérêt que vous n'avez cessé de me témoigner.

Au début de mes études universitaires — dix ans me séparaient alors du diplôme de docteur — j'allai à vous pour vous demander de guider mes premiers pas dans une voie réputée inaccessible aux femmes.

Vous avez accueilli mon idée avec une bienveillante sympathie qui m'a toujours soutenue au milieu des nombreuses difficultés que j'ai rencontrées.

Le moment venu de faire mon stage dans les hôpitaux, vous avez appelé sur moi l'attention de votre ami le professeur Lorain, qu'une mort prématurée vient d'enlever à la science. Son enseignement m'a été d'autant plus précieux, qu'attaché à un service de nouveau-nés, ce maître regretté a bien voulu encourager mes premières recherches.

Et plus tard, pendant les deux siéges de Paris, lorsque, seule, éloignée de mes enfants et de ma famille, je remplissais les fonctions d'externe à l'hôpital de la Pitié, votre appui, vos conseils ne m'ont jamais manqué et ont souvent ranimé mon courage.

MADELEINE BRÈS.

INTRODUCTION

Comment j'ai été amenée à entreprendre ce travail, quél en est l'intérêt et d'où vient qu'il revêt aujourd'hui un caractère particulier d'actualité, voilà ce que je m'efforcerai de faire comprendre tout d'abord.

Le problème de l'alimentation des enfants, — j'ai eu l'occasion de le dire ailleurs, — s'est imposé à mon esprit lorsque tout au début de mes études médicales, je me suis attachée de préférence aux services d'accouchements et de nouveau-nés. C'est surtout pendant mon séjour à l'Hôpital de la Pitié, dans le service de l'éminent et regretté professeur Lorain, que j'ai recueilli des observations; leurs résultats se traduisent par des chiffres dont l'importance ne saurait passer inaperçue.

Sur 130 enfants nés à terme et jouissant d'une bonne

santé dix jours après la naissance, 38 étaient vivants à la fin de la première année, 92 étaient morts.

Sur les 38 vivants, 21 avaient été nourris par la mère, 17 avaient été confiés à des nourrices.

Sur les 92 morts, 8 seulement avaient été nourris par la mère, 84 par des nourrices.

C'est-à-dire que, chez les enfants nourris par la mère, la mortalité a été de 27.5 environ pour cent dans la première année, et chez les enfants élevés par une nourrice, de 84 pour cent environ, dans le même temps.

En présence de résultats aussi tristes, condamnerons-nous l'allaitement non maternel et le condamnerons-nous sans appel, à l'exemple de M. Bouchaud qui, cédant à un mouvement de généreuse indignation, n'a pas craint de dire : « Tolérer le biberon, c'est absoudre l'infanticide (1) ».

Proscrire le biberon et réclamer pour chaque enfant le sein de sa mère, voilà une pensée qui bien des fois m'est venue à l'esprit. Ne s'impose-t-elle pas en ce moment au vôtre, lecteur, homme ou femme, qui que vous soyez ?

S'il est vrai que la faiblesse seule suffise à faire naître la sympathie, peut-on rester insensible au sort de ces milliers de petits êtres qui attendent tout de ceux auxquels la nature les a confiés et qui ne trouvent chez

---

(1) Dans la statistique ci-dessus, nous ne parlons que des enfants confiés à des nourrices, et tout le monde sait que ces enfants, emportés loin de leur mère, sont presque tous élevés au biberon.

des parents mercenaires, bien indignes du rôle qu'ils remplissent, aucun des soins les plus indispensables ?

Non, sans doute, et puisque la nature a donné à la femme des mamelles afin qu'elle pût allaiter ses enfants, vous avez déjà dit : Empêchez cette mère de se séparer de son enfant, de violer la loi qui lui impose la mission de le nourrir et de l'élever elle-même.

Prenez garde, pourtant, nous nous heurtons ici à une difficulté, plus que cela, à une impossibilité !....

Combien de jeunes mères, hélas! voudraient nourrir, mais en sont empêchées : les unes par une cause d'ordre *anatomique,* l'absence ou la brièveté du mamelon; les autres par une cause *physiologique,* telle qu'un mauvais état général, une sécrétion de lait insuffisante ou de mauvaise qualité; les autres enfin, par les exigences de leur condition sociale!...

Une femme qui travaille du matin au soir dans un atelier est-elle en état d'allaiter son enfant?

Et, si nous songeons au nombre considérable de mères qui sont éloignées ainsi, par la force des choses, de leur nouveau-né, nous serons bien obligés de reconnaître que l'allaitement artificiel est devenu une nécescité sociale, la plus impérieuse des nécessités.

Voilà donc des milliers, des millions d'enfants voués à une mort certaine? En proscrivant l'allaitement artificiel, nous avions cru résoudre la question et nous n'avions pas vu que nous allions être enfermés dans un cercle.

Nous laisserons-nous abattre par la difficulté ? Et, reprenant la désolante idée sous laquelle se courbaient les sociétés antiques, dirons-nous que la nature n'est ni bonne, ni mauvaise ; ni juste, ni injuste, qu'une aveugle et inexorable fatalité règle et gouverne toutes choses ?

Dirons-nous que, ne pouvant rien changer au sort des nouveau-nés pour lesquels la nature se montre si marâtre, le mieux est de n'y point penser et de ne plus travailler à grossir le dossier d'une cause à jamais perdue ?

Non ! « La vraie science ne supprime rien, mais elle cherche toujours et regarde en face sans se troubler les choses qu'elle ne comprend pas. Nier ces choses ne serait pas les supprimer ; ce serait fermer les yeux et croire que la lumière n'existe pas (1) ».

Pour moi, plus j'ai étudié de près la question de l'allaitement artificiel, plus je me suis convaincue qu'un pareil allaitement non-seulement n'est pas impraticable, mais pourrait même n'être pas préjudiciable à l'enfant dans bien des cas.

J'ai reconnu, en effet, qu'il y a allaitement et allaitement ; le succès ou l'insuccès dépend ici de conditions nombreuses que j'ai cherché à déterminer et à étudier.

Je pense avoir réussi à en bien saisir quelques-unes,

(1) Claude BERNARD, *Introduction* à *l'étude de la médecine expérimentale.*

et l'objet de ce mémoire est d'exposer le résultat de mes premières recherches.

Je sais combien il reste à faire pour arriver à dire le dernier mot de la question. Mais un jour viendra, j'en ai le ferme espoir, où ces lacunes seront comblées et où ce qui est encore obscur, incompréhensible, deviendra lumineux jusqu'à l'évidence.

J'ai pensé, et l'on m'en saura peut-être quelque gré, que le problème de l'allaitement n'est pas de ceux qu'on peut résoudre au fond d'un cabinet de travail; une question de science expérimentale ne saurait être résolue que par des recherches expérimentales. Un fait bien observé a raison tôt ou tard des objections qu'on formule à *priori* contre les conséquences qui en découlent, le fait reste, et tous les efforts de la plus éloquente dialectique viennent se briser contre lui.

Des faits, et seulement des faits, voilà ce que j'ai cherché à recueillir, voilà ce que, sans aucune idée théorique préconçue, j'offre aux lecteurs de cet essai.

Puisse la conviction qui s'est faite dans mon esprit se faire également dans le leur! Mon but sera atteint.

L'ALLAITEMENT ARTIFICIEL

ET

LE BIBERON

CHAPITRE PREMIER

CONSIDÉRATIONS GÉNÉRALES

La première condition de développement de tout être vivant c'est qu'il soit placé dans un milieu capable de lui fournir les matériaux de son organisation, c'est qu'il soit en même temps pourvu d'appareils et d'organes destinés à lui permettre d'assimiler ces matériaux.

Emprunter au monde extérieur les éléments qu'il fixera bientôt dans ses tissus et qui, dès lors, participeront à la vie générale de l'individu pour retourner ensuite au monde inorganique d'où il les a tirés, voilà la loi universelle, celle à laquelle aucun être vivant ne saurait se soustraire.

Cela est si vrai, cette nécessité est si impérieuse, que si nous jetons les yeux autour de nous, nous reconnaîtrons au premier coup d'œil que tout concourt à assurer la conservation et le développement de la vie, à multiplier partout les moyens propres à favoriser l'exercice des fonctions de nutrition.

Tous les êtres vivants se nourrissent, mais chacun d'eux, pour ainsi dire, se nourrit à sa manière.

Le végétal, au moyen de ses racines, puise dans la terre les sucs nourriciers; ses parties vertes animées comme d'un secret instinct se tournent d'elles-mêmes vers le rayon de soleil qui doit les aider à prendre dans l'air les éléments que le sol ne peut lui fournir; dès lors sa vie est assurée, car par un travail plus intime, transformant tous ces produits en sa propre substance, le végétal s'accroît, et son développement n'aurait pas de limites, si la condensation de ses tissus, si leur imperméabilité ne venaient mettre un terme à son existence.

Plus complexes et plus délicates sont les fonctions nutritives des animaux. Pour eux la terre n'est plus un réservoir où ils trouvent, comme les plantes, leurs aliments tout préparés. Doués d'une faculté nouvelle, la faculté de sentir, ils ont une tâche nouvelle aussi. Leurs aliments, ils sont obligés de les chercher autour d'eux, de reconnaître ceux qui conviennent à leur organisation et de les faire pénétrer ensuite dans une cavité digestive où ils seront dissous, c'est-à-dire rendus capables d'être *absorbés* et entraînés dans le torrent circulatoire pour y subir les métamorphoses les plus diverses, jusqu'au jour où, devenus inutiles, ils seront rejetés au dehors sous forme de produits inertes.

Mais, pas plus que l'embryon végétal faisant effort pour sortir de sa graine, l'animal ne possède dès le moment de sa conception les organes de nutrition qui assurent la vie à l'adulte. Le végétal naissant n'a pas encore enfoncé dans la terre sa racine; il n'a pas élevé vers le ciel sa tige frêle et flexible, mais il trouve tout autour de lui, enfermés dans la même enveloppe, les éléments qui suffiront aux frais de sa nutrition jusqu'au jour où il pourra lui-même les emprunter au sol. De son côté, réduit pendant la première période de son existence à une vie toute végétative, l'animal et l'homme lui-même ne saurait chercher sa nourriture ni discerner celle qui lui convient. Ses sensations, si tant est qu'il en éprouve, sont trop obscures pour lui servir de guide, ses organes sont d'ailleurs à peine ébauchés. Et pourtant jamais ses besoins ne seront plus pressants, jamais son existence ne sera aussi fragile.

Mais la nature a tout prévu : elle ne le livrera à la vie extérieure qu'autant que le développement de ses organes lui permettra de poursuivre seul l'évolution commencée dans le sein de sa mère; jusque-là, c'est-à-dire pendant toute la durée de la gestation, son aliment lui viendra tout formé, tout assimilé, ce sera le sang maternel lui-même qui, à travers les vaisseaux du placenta, communiquera incessamment avec le sien, lui enlèvera toutes ses parties inutiles et lui en rendra d'autres par lesquelles il sera revivifié.

Bientôt pourtant arrive pour lui le moment de voir le jour, mais il est encore trop faible pour être abandonné à ses propres forces; il périrait infailliblement.

Ses organes digestifs ne sauraient pour un premier essai digérer les aliments qui conviennent à l'adulte. Ils sont trop faibles pour recevoir rien de solide, et la nature qui sait mieux que personne les besoins du nouveau-né travaille depuis longtemps déjà à lui préparer un aliment admirable, le plus parfait de tous, qui est le *lait*.

L'organe préposé à la sécrétion du lait est la mamelle.

L'aspect, les dimensions de cette glande varient beaucoup suivant qu'on l'examine pendant la grossesse ou en dehors de la gestation.

C'est à la fin de la grossesse qu'elle arrive à son entier développement. En dehors de cette période et de celle de l'allaitement, son volume se réduit et son aspect subit de si profondes modifications qu'elle est à peine reconnaissable.

Je vais essayer de donner une idée de ce qu'elle est au moment de son développement le plus complet.

Nous verrons ensuite les modifications qu'elle présente lorsqu'elle s'atrophie.

La glande mammaire est une glande en grappe ; elle se divise en plusieurs lobes principaux, ceux-ci en lobes secondaires, lesquels comprennent à leur tour un certain nombre de lobes tertiaires qui se résolvent en lobules.

Chaque lobule lui-même est réductible en culs-de-sac glandulaires ou *acini*. Examinés au microscope ces *acini* représentent des vésicules ovoïdes dont la grosse extrémité est libre et arrondie, tandis que la petite se continue avec un canalicule. L'union des canalicules forme un conduit plus considérable. Ces conduits lobulaires s'abouchant à leur tour constituent le canal excréteur des lobes principaux. Enfin tous les canaux issus des divers lobes de la glande convergent vers le mamelon et viennent s'ouvrir isolément sur son extrémité libre.

En dehors de la lactation le volume de la glande mammaire est beaucoup moins considérable, son aspect granuleux a disparu et sa couleur est d'un blanc bleuâtre.

Les culs-de-sac glandulaires n'existent plus ; c'est principalement sur eux que porte l'atrophie, atrophie caractérisée par le retrait de tous les conduits excréteurs ou canaux galactophores.

« Tel conduit qui s'étendait jusqu'à la circonférence « de la glande», dit M. le professeur Sappey (1), dans son *Traité d'anatomie descriptive*, « s'est tellement rétracté, « que son origine correspond à la partie moyenne et « quelquefois se trouve plus rapprochée encore du ma- « melon ».

« Dans un degré plus avancé, les conduits excréteurs « se rétractent jusqu'au centre de la glande et viennent « se grouper au-dessous du mamelon. Si l'on examine « l'un de ces conduits, on constate que la rétraction ne « porte pas seulement sur le conduit principal, mais « sur tous les affluents devenus si courts, que beau- « coup d'entre eux s'appliquent immédiatement sur ses « parois ;

« A leur extrémité libre, il existe encore des lobules « sur quelques canalicules ; sur d'autres il n'en existe « plus.

« Chez les jeunes femmes, dès le début de la gros- « sesse des phénomènes inverses à ceux qui viennent « d'être décrits commencent à se produire.

____

(1) Sappey. *Traité d'Anatomie Descriptive*, tome IV, 3ᵉ édit. 1876.

2

« Les conduits s'allongent, leurs branches apparais-
« sent, des rameaux naissent de celles-ci ; il semble en
« un mot, que chaque conduit lactifère pousse des raci-
« nes de plus en plus profondes, et, pendant qu'ils s'é-
« tendent du centre à la circonférence, des lobes et des
« lobules se forment à leur extrémité libre, et se multi-
« plient de plus en plus à mesure que la glande se
« développe ».

Aussitôt après l'accouchement, les mamelles préparées
par ce travail antérieur commencent à produire le lait
en abondance, elles deviennent dures et douloureuses,
par le fait de la réplétion des conduits galactophores.

D'un autre côté, l'enfant obéissant à un admirable
instinct cherche tout autour de lui le sein maternel, s'y
attache dès qu'il l'a trouvé ; il vide ce réservoir du fluide
nourricier. Une nouvelle fonction commence alors pour
la femme, la fonction de l'allaitement, et le lait secrété
à chaque instant par ses mamelles constituera l'unique
aliment de son enfant pendant toute la première année
de sa vie.

Sans aborder ici l'étude complexe de la composition
chimique du lait, je me bornerai à faire voir combien ce
liquide est préférable à tous les aliments par lesquels
nous pourrions tenter de le remplacer, combien il répond
à tous les besoins de l'organisme du nouveau-né.

L'adulte à chaque repas ingère à la fois des solides
et des liquides.

Le lait renferme les uns et les autres.

Parmi les solides que l'estomac a pour fonction de
liquéfier et qui sont déjà tout dissous dans le lait, les
uns servent à réparer les pertes incessantes de nos

tissus ou à nous permettre d'en former de nouveaux,
d'autres sont des sources de chaleur et de force.

Les premiers sont les *aliments plastiques ou azotés,*
les seconds sont *les aliments sucrés et les aliments
gras*, c'est-à-dire des corps éminemment combustibles,
des hydrates de carbone. Eh bien, le lait renferme des
graisses, renferme du sucre, renferme des matières
azotées.

Ce n'est pas tout. Notre corps n'est pas exclusivement composé d'éléments organiques, il renferme des
sels, c'est-à-dire des principes minéraux. Aussi bien, tout
aliment complet doit-il renfermer des sels, et ce besoin
est surtout pressant chez le nouveau-né, car son système
osseux est bien incomplet au moment de la naissance.
Or, ses os ne sont-ils pas en majeure partie formés de
phosphate de chaux?... Ses globules sanguins sont
peu nombreux, vu la faible quantité de sang qu'il possède, mais chaque jour cette quantité ne va-t-elle pas
s'accroître avec les dimensions de son corps?... Où
l'enfant trouvera-t-il le fer qui est un élément indispensable des globules du sang?... Où trouvera-t-il les phosphates et les autres sels de ses os? Sans compter les
matières minérales de tous ses tissus? ..

Il les trouvera dans le lait et il les y trouvera sous
la seule forme dont on puisse dire qu'elle soit vraiment
assimilable; il les trouvera à l'état de combinaison
organique, car les sels du lait, à l'exception d'un nombre
fort restreint, sont combinés à la matière azotée et
n'abandonnent celle-ci que sous l'effort des plus puis-
sants réactifs.

Que conclure de tout cela? — Sinon que la nature a
préparé à l'enfant une nourriture que nous ne par-

viendrons jamais à remplacer, parce que la délicatesse de ses synthèses et la perfection de ses procédés échappent à la science du plus habile chimiste.

Nous poserons donc en principe que l'allaitement maternel est et sera toujours supérieur à tout autre mode d'alimentation et que, s'il devient impraticable dans certaines conditions, le seul moyen d'assurer l'existence du nouveau-né sera de bien observer ce que fait la nature et de l'imiter le plus possible en lui empruntant le plus possible.

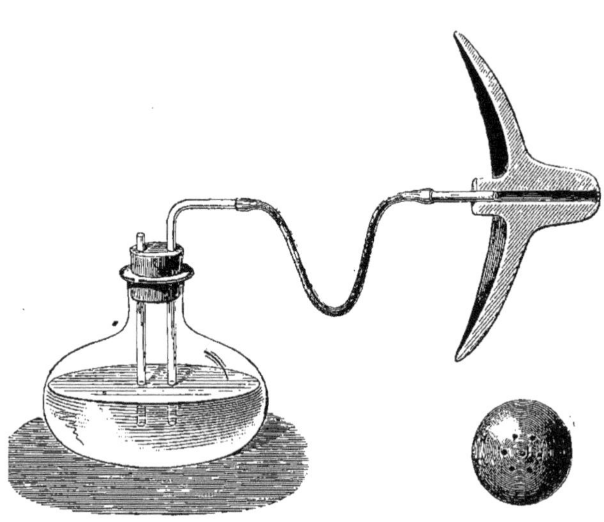

CHAPITRE II

DU BIBERON

Le lait sécrété par la mamelle, au moment où l'enfant tette, progresse d'une manière continue vers l'extrémité périphérique des conduits galactophores ; arrivé à cette extrémité, c'est-à-dire à l'orifice de chacun d'eux, il s'échappe en fines gouttelettes ; de là, la comparaison ingénieuse du mamelon avec une pomme d'arrosoir.

Ces goutteletes dispersées en tout sens dans la bouche de l'enfant s'imprègnent de sa salive et le lait ainsi préparé pénètre dans l'estomac.

Il y arrive avec une température à peu près égale à celle de cet organe, car le lait a quitté le sein de la mère, à un moment où le mamelon était profondément engagé dans la bouche de l'enfant.

Une précieuse économie se trouve ainsi réalisée. La perte de chaleur nécessaire pour élever à 37° ou 38° la température des aliments d'un adulte est pour lui assez indifférente ; il lui est facile de la réparer. Mais le nouveau-né, cet être frêle, encore incapable de lutter contre l'influence des agents extérieurs, doit être protégé autant que possible contre toutes les causes de déperdition.

Le passage direct du lait, du sein de la mère dans la bouche de l'enfant, présente d'ailleurs d'autres avantages non moins importants.

Abandonné à lui-même pendant un temps variable, suivant la saison, l'état de l'atmosphère et d'autres causes nombreuses, le lait qui présente toujours une réaction alcaline, au moment où il sort des conduits galactophores, devient acide par suite de l'action des ferments sur le sucre, action qui a pour conséquence la formation d'acide lactique.

Réagissant à son tour sur la matière azotée ou caséine, cet acide lactique la coagule, c'est-à-dire la transforme en un produit insoluble, et par contre, une partie des phosphates de chaux, de magnésie, qui primitivement étaient combinés à cette caséine sous formes de phosphates tribasiques, passant à l'état de phosphates acides et se séparant de la caséine coagulée, se retrouvent dans le petit-lait.

Abandonné à lui-même, au dehors de la mamelle, le lait subit donc de profondes transformations, des transformations qui bientôt le rendent impropre à l'usage auquel il était destiné. L'expérience de chaque jour le démontre.

Si cette considération mérite par son importance capitale d'être présentée en première ligne, en voici une dont l'intérêt n'échappera non plus à personne.

Le mamelon, avons-nous dit, est une véritable pomme

d'arrosoir, et, en vertu de cette disposition, le lait s'échappe en fines gouttelettes qui se mêlent à la salive de l'enfant, qui s'en imprègnent, qui s'en pénètrent.

La première condition d'une bonne digestion n'est-elle pas la division, aussi parfaite que possible, des aliments, leur pénétration par la salive?....

Cette division, cette pénétration se font ici d'elles-mêmes, sans le moindre effort, sans que l'enfant y prenne garde.

Si le mamelon laissait échapper le lait en abondance et avec une rapidité plus grande, l'enfant désireux de satisfaire sa faim se placerait infailliblement dans les conditions où se trouvent les personnes qui *avalent* leurs aliments sans les mâcher et qui ensuite ne les digèrent qu'avec peine.

Il prendrait, en moins de quelques minutes, plus de lait que son estomac n'en peut contenir, et cet organe, gêné dans ses mouvements par la prise en masse de la caséine, la rejetterait en entier; l'enfant aurait une indigestion...

Mais si le lait ne s'introduit dans son estomac que peu à peu, il s'y coagulera également peu à peu, et la sensation de plénitude pourra être appréciée à temps pour ne pas surcharger l'organe.

Le mélange intime du lait avec la salive empêchera d'ailleurs le coagulum d'être aussi compacte et le rendra plus facilement attaquable par les sucs digestifs.

Nous venons de passer en revue les principaux avantages que présente la tetée naturelle, celle qui se fait au sein de la mère; tâchons de préciser maintenant la mesure dans laquelle nous pourrons y suppléer au moyen du *biberon*.

Nous avons trois indications principales à remplir :

1° Ne placer dans le biberon que du lait parfaitement frais et n'ayant subi la moindre altération ;

2° Maintenir la température de ce lait aux environs de 37° centigrades, pendant toute la durée de la tetée artificielle ;

3° Donner issue au lait par une série d'orifices rappelant, autant que possible, la pomme d'arrosoir du mamelon.

La première de ces indications méritant en raison de son importance d'être étudiée à part sera l'objet du chapitre suivant.

La deuxième sera remplie si on a soin, quelques instants avant la tetée, de placer le biberon dans un bain-marie chauffé jusqu'à 40° centigrades environ.

Pour ce qui est de la troisième, aucun des biberons construits jusqu'à présent n'y répond.

Tous se terminent par des mamelons artificiels, de forme, de nature, et de volume différents, percés les uns comme les autres à leur extrémité d'une ouverture relativement considérable qui donne passage à de grosses gouttes de lait.

Persuadée que l'ingestion directe de ces gouttes volumineuses non mélangées de salive jouait un rôle considérable dans la production des indigestions si fréquentes chez les enfants élevés au biberon, j'ai imaginé une disposition nouvelle qui me paraît se rapprocher autant que possible de celle du mamelon.

Le type du mamelon bien conformé et examiné dans son complet développement présente la forme et les dimensions d'un *dé à coudre de moyenne grandeur*.

J'ai pris cette forme type comme modèle du mamelon artificiel. J'ai fait donner en outre, à ses parois une épaisseur suffisante pour lui permettre d'offrir à la bouche de l'enfant un degré de résistance comparable à celui que présenterait le mamelon maternel.

Un mamelon de caoutchouc à parois trop minces se dérobe, en vertu de son élasticité, aux efforts de succion de l'enfant, qui semblables à tous les autres efforts, ne sont efficaces qu'à la condition de trouver un point d'appui.

Il présente en outre le grave inconvénient de se déformer au bout de peu de temps et de prendre une forme globuleuse dont les proportions en rendent l'accès difficile dans la bouche de l'enfant.

Au lieu de percer le mamelon d'un orifice central unique pouvant donner issue à de grosses gouttes de lait, j'ai fait pratiquer à son extrémité libre une série d'ouvertures capillaires qui lui donnent l'aspect de la pomme d'arrosoir et complètent ainsi son analogie avec le mamelon maternel.

Une partie importante de la mamelle trop négligée dans la plupart des biberons et qui néanmoins joue un rôle considérable dans la fonction de l'allaitement, est l'aréole. Grâce à l'aréole sur laquelle les lèvres de l'enfant viennent s'appliquer, sa bouche au moment où il tette, peut être assimilée à une ventouse.

Le bout de sein qui vient d'être décrit correspond à cette indication naturelle; l'aréole par laquelle il se termine présente le degré d'élasticité le plus convenable pour favoriser l'adaptation exacte de la bouche de l'enfant contre sa surface et pour assurer ainsi l'efficacité de l'aspiration qu'il exerce.

Le canal qui traverse le mamelon est cylindrique dans toute son étendue, il ne se continue pas directement avec le tube de sortie du lait, mais se relie à lui au moyen d'un petit ajutage en bois que l'on peut séparer aussi souvent qu'on juge opportun de le faire et donne la plus grande facilité pour nettoyer les diverses pièces du mamelon artificiel, en assurer ainsi la propreté, condition essentielle du succès de l'allaitement, condition négligée dans les mamelons ordinaires dont la partie interne de forme ovoïde devient vite un véritable réservoir de globules butyreux, d'acide lactique, de caséine coagulée et de végétations de toutes sortes.

La forme que j'ai adoptée du biberon lui-même permet de le poser commodément au fond d'un bain-marie pour faire tiédir le lait. Présentant un faible volume sous une grande surface ce vase se met d'ailleurs rapidement en équilibre de température avec l'eau qui l'entoure.

Afin de régulariser la pression intérieure, ou plutôt de la rendre constante pendant toute la durée de l'aspiration produite par la succion de l'enfant, j'emploie un tube de verre qui plonge dans le lait.

De cette manière, chaque goutte de lait absorbée détermine l'entrée d'une bulle d'air, et la succession plus ou moins rapide de ces bulles permet à la nourrice de voir si l'enfant tette, s'il tette régulièrement, s'il tette vite ou lentement, en un mot, d'assister à son repas, et d'en suivre les diverses phases, ce qui constitue un autre avantage dont l'importance ne saurait être méconnue.

Au bouchon de liége habituellement employé pour fermer le biberon, j'ai substitué un bouchon de caoutchouc, qui me paraît présenter les avantages suivants :

1° Sa surface lisse permet de le nettoyer plus aisément que le liége, dans les pores duquel les produits d'altération du lait finissent par s'accumuler au bout de quelque temps;

2° Les bouchons de caoutchouc ne se déforment pas comme les bouchons de liége, et, conservant leur élasticité, ferment toujours hermétiquement l'orifice du biberon.

Le *volume* qu'il convient de donner au biberon a été également l'objet de toute mon attention.

Il est nécessaire que l'enfant tette souvent et peu à la fois, surtout dans les premiers temps de la vie. Rien ne compromet davantage le succès de l'allaitement artificiel que l'oubli de cette vérité.

L'enfant nourri par sa mère exige son sein 10, 12, et jusqu'à 15 et 18 fois par jour; pourquoi voudrait-on obliger l'enfant nourri par un lait étranger, c'est-à-dire précisément celui auquel on doit plus de soins, à se contenter de quelques tetées dont l'abondance ne saurait en aucune façon compenser le nombre insuffisant.

« Il est des enfants qui passent des nuits entières sans boire, et si des cris incessants lassent la patience et exigent qu'on les apaise, un biberon contenant 160 gr., et plus encore, si cela est nécessaire, est vidé en un instant. Ses cris cessent, mais le petit estomac, par trop surchargé, se révolte. Des vomissements apparaissent, et la diarrhée ne tarde pas à se montrer (1) ».

Dans les premiers mois, chaque tetée ne doit guère dépasser 50 gr., comme le prouve la moyenne d'un très-grand nombre de déterminations de tetées naturelles.

(1) BOUCHAUD, thèse, p. 89-90, 1864.

Plus tard, elle peut s'élever à 100 et même 120 gr. C'est pourquoi j'ai fait construire deux biberons différents. Le premier, ou *biberon du premier âge*, ne donne issue qu'à 50 gr. de lait; le deuxième, à 120 gr. En se servant de ces biberons, on aura la certitude que l'enfant ne chargera pas son estomac d'une quantité de lait qu'il serait incapable de digérer. Il vaut mieux ensuite, nous le répétons encore, s'exposer à voir la faim revenir plus tôt, que d'exposer l'enfant à avoir une indigestion.

Le biberon n° 1 devra être exclusivement employé pendant toute la durée du premier mois. On pourra ensuite commencer à faire usage du biberon de 120 gr., en alternant d'abord avec le premier.

CHAPITRE III

DU LAIT

Caractères physiques du lait. — Le lait est un liquide blanc, opaque, d'une consistance crémeuse et d'une saveur sucrée. Il doit son opacité aux globules graisseux qu'il tient en suspension.

Ces globules, dont le diamètre est de $0^{mm},01$ à $0^{mm},05$, et même $0^{mm},001$, sont diaphanes, lisses à leur surface, et glissent facilement les uns sur les autres. Beaucoup d'auteurs ont pensé que les globules du lait étaient enveloppés d'une membrane caséeuse; cette opinion semble aujourd'hui devoir être repoussée.

Colostrum. — Un peu avant l'accouchement, et pendant les premiers jours qui le suivent, les mamelles sécrètent un liquide qu'on appelle *colostrum*. Ce liquide est caractérisé par des masses globuleuses de $0^{mm},015$ à $0^{mm},060$ de diamètre, formées de globules butyreux agglomérés. La densité du colostrum ne diffère pas sensiblement de celle du lait, qui est de 1,032 environ (1).

Caractères chimiques. — La réaction du lait frais est alcaline, mais au bout d'un temps très-court elle devient acide, par suite de la fermentation du sucre de lait, sous l'influence des germes tombés de l'atmosphère.

Cette acidité va s'accentuant de plus en plus, et à un certain moment le lait subit la coagulation spontanée, c'est-à-dire que la caséine qu'il renferme passe à l'état insoluble en abandonnant une partie des alcalis et des sels auxquels elle était combinée.

Cette altération qui rend le lait tout à fait impropre aux usages domestiques peut être retardée par diverses précautions qu'on ne doit jamais négliger de prendre. La nature du vase qui renferme le lait n'est pas sans influence sur sa conservation. Les vases de verre, de fer-blanc sont ceux qui paraissent convenir le mieux. On doit surtout, d'après M. le professeur Bouchardat (2), éviter de transvaser le lait d'un vase dans un autre vase d'une substance différente. Enfin, on retarde encore le moment de la coagulation spontanée en tenant le lait dans un lieu frais, à la cave par exemple, ou dans un bain d'eau froide. Malgré ces précautions, la fermentation lactique ne tarde pas à se produire. On réussira néanmoins à gagner quelques heures en additionnant le lait d'une très faible quantité (1/1000 à 1/2000) de carbonate ou

____

(1) J'ai trouvé comme moyenne de mes déterminations de la densité du lait de femme, le nombre 1031,3.

(2) *Journal de pharmacie*, t. XIX, p. 472.

de bicarbonate de soude. Dans ces conditions, l'acide lactique, à mesure qu'il se produira, saturera la soude de ce carbonate et n'altérera pas la caséine.

Le lait se conserve mieux lorsqu'il a été préalablement bouilli, mais il ne convient pas de faire bouillir le lait destiné à servir d'aliments aux nouveau-nés, car on ne peut pas affirmer qu'une élévation de température aussi considérable ne modifie pas profondément ses éléments essentiels.

Le lait renferme plusieurs matières azotées, savoir : la caséine, l'albumine, la lactoprotéine, un sucre d'une nature spéciale, le sucre de lait ou lactose, des matières grasses, des sels et une quantité d'eau variable.

Voici un tableau résumant la composition moyenne des divers laits :

MATIÈRES CONTENUES DANS LE LAIT	FEMME		JUMENT	ANESSE		VACHE	CHÈVRE
	I	II	III	IV	V	VI	VII
Eau p. 1000.	883	877	890	907	»	865	876
Résidus secs	117	123	110	93	»	135	124
Caséine et albumine.	25	19	27	17	23	36	37
Beurre	30	45	25	15,5	27	40,5	42
Lactose.	47	53	55	58	57	55	40
Sels insolubles . . .	2,7	1,8	»	»	2,7	4	»

I. — Moyenne de mes analyses de lait de femme.

II. — Moyenne des analyses d'un très-grand nombre d'auteurs, d'après M. A. Gautier. *Traité de Chimie Biologique*, t. II.

III, IV, VI et VII. — Moyennes des analyses de lait de jument, d'ânesse, de vache et de chèvre, d'après le même auteur. *Ibid.*

V. — Composition moyenne du lait préparé pour les enfants, d'après ma méthode.

Le lait de l'ânesse et celui de la jument sont, on le voit, ceux dont la composition se rapproche le plus de la composition moyenne du lait de femme. Malheureusement, il est bien difficile de se les procurer d'une façon régulière et l'immense majorité des enfants élevés au biberon sera toujours condamnée à l'usage exclusif du lait de vache.

Le lait de vache, si mal supporté quand il est ingéré pur, diffère surtout du lait de femme par une proportion bien plus élevée de matières azotées : le beurre s'y trouve également en excès ; on prévoit donc sans peine que les rapports des éléments solides de ces deux espèces de lait se rapprocheront si l'on ajoute à la fois de l'eau et du sucre au lait de vache. Ce n'est pas là d'ailleurs une vue simplement théorique, l'expérience prouve chaque jour qu'un enfant incapable de digérer le lait de vache pur le digère souvent avec facilité quand on a eu soin de le couper et de le sucrer.

M. Coulier (1) propose de préparer pour les nouveau-nés un lait artificiel renfermant :

$$
\begin{array}{ll}
\text{Lait de vache.} & 600^{gr} \\
\text{Crème} & 13^{gr} \\
\text{Sucre de lait} & 15^{gr} \\
\text{Phosphate de chaux.} & 1^{gr},50 \\
\text{Eau} & 339^{gr},50
\end{array}
$$

Le liquide ainsi obtenu présente en effet une composition qui diffère peu de celle du lait de femme ; mais on reconnaîtra sans peine qu'une telle préparation, en raison de sa complexité, ne saurait entrer dans la pratique ; d'autre part, on sait aujourd'hui que le phosphate de chaux ajouté au lait est absorbé en partie mais non assi-

____

(1) Article Lait, du *Dictionnaire encyclopédique.*

milé ; l'addition de ce principe est donc pour le moins inutile.

Le mélange suivant, remarquable par sa simplicité, peut être facilement exécuté même par la nourrice la moins expérimentée.

Lait	1,000^{gr} ou 1 litre.
Eau	500^{gr} ou 1/2 —
Sucre candi pulvérisé . .	30^{gr}
Bi-carbonate de soude . .	1^{gr}

Voici quelle sera la composition *moyenne* d'un pareil lait :

Eau.	»
Résidu sec.	»
Caséine et albumine.	23
Beurre	27
Sucre.	57
Sels insolubles.	2,7

Il serait difficile de se rapprocher davantage de la composition *moyenne* du lait de femme ; notons d'ailleurs qu'un pareil lait aura une densité de 1,031 environ qui est précisément la densité ordinaire du lait de femme.

Cet aliment conviendra surtout aux nouveau-nés. A partir de trois ou quatre mois on pourra abaisser la proportion de l'eau à 300 et même à 250 cc., tout en ajoutant le même poids de lactose.

L'addition de bicarbonate de soude a simplement pour but de prévenir les fâcheux effets qui résultent de la présence d'acide lactique libre, lequel apparaît souvent peu d'heures après la traite.

Tout ce que je viens de dire suppose que la nourrice

aura chaque jour à sa disposition du lait de vache de bonne qualité, absolument frais et présentant une composition semblable à la moyenne indiquée ci-dessus. Il n'en est malheureusement pas toujours ainsi et l'étude attentive de la qualité du lait employé pour nourrir les enfants ne saurait trop attirer l'attention de toutes les personnes compétentes.

Le lait est sans contredit l'un des produits alimentaires sur lequel s'exercent les plus nombreuses falsifications. La plus commune et la plus simple de toutes consiste à écrémer le lait et à y ajouter ensuite une petite quantité d'eau afin de ramener sa densité au chiffre normal. Le lait ainsi étendu présente une couleur bleuâtre et un goût aqueux qui éveille les soupçons. Malgré les fréquentes condamnations auxquelles une semblable fraude a donné lieu, on la pratique encore, ou bien sans écrémer le lait on y ajoute purement et simplement de l'eau. Les plus habiles d'entre les fraudeurs relèvent la densité au moyen d'amidon, de dextrine, de gomme, de bicarbonate de soude. Le lait conserve-t-il une teinte bleuâtre ?.... on la corrige par l'addition d'extraits colorés divers tels que ceux de chicorée, de carottes, etc.

Nous donnerons plus loin les moyens de reconnaître ces fraudes, car la pureté du lait est d'une nécessité absolue, quand ce produit est appelé à constituer, non une partie de l'alimentation, mais l'alimentation exclusive d'un être vivant.

Lorsqu'il s'agit d'élever un enfant au biberon dans une grande ville et principalement à Paris, on ne doit pas faire usage du lait vendu par les marchands qui

font venir ce liquide de la campagne (1); car le lait
vendu le matin a été trait la veille ; il a souvent voyagé
toute la nuit ; il est déjà additionné de bicarbonate de
soude, et il a été déjà chauffé à 100° — autant de conditions défavorables et susceptibles d'altérer le meilleur
produit.

Le mieux est de prendre, chaque matin, dans une
vacherie un demi-litre de lait à un moment aussi voisin
que possible de l'heure de la traite. Ce lait sera aussitôt
étendu d'eau et sucré comme il a été dit ci-dessus et le

(1) Beaucoup de personnes ignorent la provenance de l'énorme
quantité de lait que l'on consomme à Paris. Voici quelques renseignements intéressants pour ceux de mes lecteurs qui sont tout à fait
étrangers à la question :

« Depuis la création des chemins de fer, le commerce de la laiterie
a changé complétement de face à Paris. En 1859, la quantité de lait
consommée s'élevait en moyenne à 350,000 litres par jour. Pour se
procurer cette énorme quantité de lait, chaque négociant en gros a été
obligé d'établir quinze à vingt dépôts dans les campagnes. De chacun
d'eux partent, de grand matin, des *ramasseurs* qui s'arrêtent de porte
en porte pour recevoir et mesurer le lait. A leur retour (8 à 9 heures
du matin), ce lait est versé dans des bains-marie de 200 à 300 litres
et porté à l'ébullition ; on a soin de l'agiter de temps en temps pour
empêcher la formation de la pellicule. Quand cette opération, qui exige
deux heures environ, est terminée, on siphonne le lait dans des pots
en tôle étamée et on place ceux-ci dans d'immenses réservoirs rem-
plis d'eau à 10° qu'on renouvelle sans cesse. Sans ces précautions,
pendant les chaleurs de l'été, tout le lait arrivé à Paris se coagulerait
quand on le porterait à l'ébullition. Pendant l'hiver, on supprime le
chauffage au bain-marie et l'on se contente de tenir les pots au milieu
de l'eau froide.

« Les ramasseurs font, le soir, une nouvelle tournée, et comme on
n'a pas le temps, à leur retour, de faire refroidir le lait, on le verse
dans d'immenses vases (*mélangeurs*) avec le produit de la traite du
matin; ce lait est enfermé dans des pots en tôle étamée, bouchés,
ficelés et cachetés, puis il est conduit à la station la plus voisine, d'où
il arrive à Paris à trois ou quatre heures du matin.

(RICHE, *Leçons de chimie,* 1865.)

mélange, conservé dans un vase de verre ou de fer-blanc, demeurera plongé dans de l'eau froide.—De cette façon, il pourra servir jusqu'à l'heure de la traite du soir; on aura soin de l'agiter légèrement chaque fois qu'on voudra remplir le biberon; on évitera ainsi de laisser passer la crème dans les premières portions.

Des expériences directes m'ont appris que même par les plus fortes chaleurs de l'été, le lait préparé se conserve facilement douze heures sans devenir acide.

J'ai observé les modifications spontanées de la réaction du lait par un temps orageux et une température d'environ 28 à 30 degrés, sur divers échantillons provenant :

Le premier, d'une vacherie des environs de Paris { *a.* — Lait pur.
b. — — étendu d'eau, etc.

Le second, d'une vacherie de Paris.

Le troisième, d'une crèmerie.

Le premier (*a.*), légèrement *alcalin* aussitôt après la traite, est devenu *neutre* au bout de *neuf heures,* et légèrement *acide* après *douze heures.*

Le premier (*b.*), après *douze heures,* était encore sensiblement *alcalin.*

Le second, légèrement *alcalin* après la traite, était déjà *acide,* mais très-légèrement, après *neuf heures.*

Quant au troisième, d'une alcalinité *très-prononcée* au début, il était franchement *acide* au bout de *neuf heures.*

On voit donc que l'alcalinité du lait des crèmeries, alcalinité due à la présence du bicarbonate de soude, ne saurait, en aucune façon, être considérée comme une garantie de sa conservation.

On ne devra accorder sa confiance qu'au lait des vacheries; celui-ci, en effet, placé dans les conditions les plus défavorables, se conserve environ douze heures sans altération sensible et, comme dans toutes les vacheries on trait les vaches deux fois par jour, rien de plus facile que de faire prendre un demi-litre de lait après la traite du matin et un demi-litre après celle du soir.

Après chaque tetée, le biberon sera nettoyé soigneusement, ainsi que le tube et tous les accessoires. Ces soins exigent sans doute une grande patience, mais ils sont indispensables. Une propreté absolue, exagérée en apparence, est ici la première qualité d'une bonne nourrice : la santé et la vie de l'enfant en dépendent; on ne saurait donc trop insister sur un point aussi grave auquel bien des personnes ne prêtent malheureusement qu'une médiocre et insuffisante attention.

On a proposé, surtout dans ces dernières années, l'emploi du lait condensé pour l'alimentation des nouveau-nés; je n'ai pour ma part aucun préjugé contre ce produit, mais je n'en recommande pas l'usage, parce que les manipulations diverses auxquelles il est nécessaire de soumettre le lait pour le réduire ainsi me paraissent devoir apporter, dans sa composition intime, des modifications dont l'innocuité n'est pas encore établie par d'assez nombreuses expériences.

CHAPITRE IV

DE LA NÉCESSITÉ DE SUIVRE, AU MOYEN DE LA BALANCE, L'ACCROISSEMENT EN POIDS DES ENFANTS

Dans les chapitres qui précèdent, je me suis efforcée de jeter quelque lumière sur les principales causes de l'effroyable mortalité des nouveau-nés privés du sein maternel. J'ai constaté que l'allaitement artificiel étant devenu une nécessité sociale, il serait désormais inutile de le vouloir proscrire.

L'allaitement artificiel s'impose, avons-nous dit, et quelle que soit l'antipathie qu'il inspire, notre devoir consiste à l'accepter faute de mieux, et à tâcher d'améliorer les conditions dans lesquelles il se pratique. Nous avons étudié chacune de ces conditions, et nous avons proposé d'en modifier ou d'en surveiller quelques-unes qui nous paraissent s'écarter par trop de celles que la nature a établies. Il ne nous reste plus qu'à nous demander si notre manière de voir est bonne, si l'expérience en justifie les conclusions; s'il est possible, en un mot, d'élever des enfants au biberon (même dans les grands centres comme Paris), et de faire cependant de beaux nourrissons. Nous pouvons même élargir le cadre de ce problème, et chercher s'il y a un critérium auquel on pourra reconnaître, jour par jour, semaine par semaine, mois par mois, que le nouveau-né se développe d'une façon régulière.

Ce critérium existe, et sa simplicité permettra à chacun d'y recourir, car il réside tout entier dans l'accroissement du poids de l'enfant.

Dès qu'un nouveau-né est malade, son poids diminue. Eh bien, dès que l'alimentation d'un nouveau-né devient insuffisante ou de mauvaise nature, le même phénomène se produit, ou tout au moins l'accroissement de son poids ne suit-il plus la marche normale qu'a déterminée M. Bouchaud, dans son *Étude sur la mort par inanition des nouveau-nés.*

Les parents soucieux de la santé de leur enfant, devront les peser aussitôt après la naissance; puis, chaque semaine, ils répéteront cette opération, et pourront se rendre compte des progrès du nourrisson.

D'après les nombreuses déterminations de M. Bouchaud, un nouveau-né commence presque toujours par perdre de son poids pendant les deux premiers jours qui suivent la naissance; mais si le poids de la naissance n'est pas repris au bout de quatre, cinq ou six jours au maximum, on doit commencer à rechercher attentivement la cause de cet état stationnaire, qui ne peut s'expliquer que par l'inanition ou tout au moins l'insuffisance de l'alimentation.

A la fin du premier mois de sa vie, l'enfant doit avoir gagné en poids 750 grammes environ. La rapidité de l'accroissement va ensuite en diminuant d'une manière assez régulière. Au lieu de 750 grammes, il n'est plus que de 700 grammes à la fin du deuxième mois, puis successivement.

A la fin du 3e mois	650^{gr}
— 4e —	600
— 5e —	550
— 6e —	500
— 7e —	450
— 8e —	400
— 9e —	350
— 10e —	300
— 11e —	250
— 12e —	200

Il va sans dire que ces nombres sont des moyennes, et ne peuvent que très-exceptionnellement être retrouvés dans une observation isolée. — Mais en leur comparant ceux que l'on obtiendra dans chaque cas particulier, on verra si l'écart est considérable, et si la courbe représentant la marche ascendante du poids de l'enfant peut être superposée (à quelques légères différences près) à la courbe schématique que nous avons construite, et qui est représentée dans la figure ci-après :

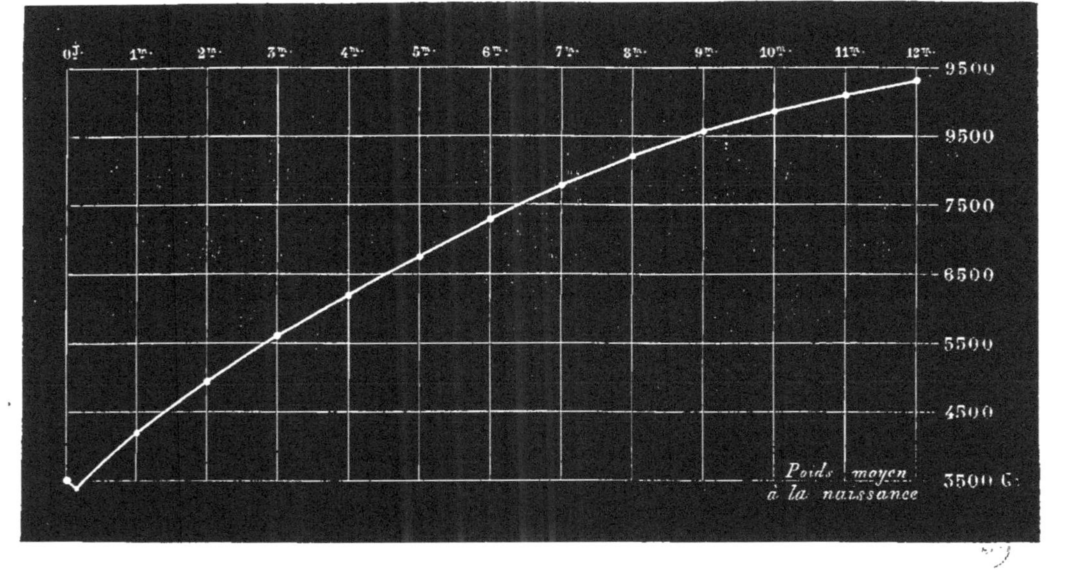

0j. 1m. 2m. 3m. 4m. 5m. 6m. 7m. 8m. 9m. 10m. 11m. 12m.
9500
8500
7500
6500
5500
4500
3500 G.
Poids moyen
à la naissance

CONCLUSIONS

———

Nous voici arrivés au terme de cette étude; jetons un coup d'œil en arrière et tàchons de mesurer le chemin parcouru.

La nécessité de l'allaitement artificiel une fois démontrée et admise, nous avions à déterminer les conditions dans lesquelles il peut être pratiqué sans préjudice pour le nouveau-né.

Deux questions d'une importance capitale se trouvaient dès lors posées: celle du biberon et celle du lait.

J'ai essayé en apportant quelques modifications au biberon, d'en rendre l'emploi moins périlleux. M'appuyant sur l'observation pure et simple, j'ai donné à ce vase les dimensions qui lui conviennent, j'ai appelé l'attention sur la nécessité de le maintenir à une température voisine de celle que possède le lait de la mère, au sortir de la mamelle, j'ai rappelé les soins de propreté trop souvent négligés, et perfectionné le mamelon artificiel.

Pour le lait, j'ai pratiqué de nombreuses analyses dans le but d'arriver à connaître aussi exactement que possible la composition *moyenne* du lait de femme.

Me basant sur ces analyses et les comparant aux

analyses du lait de vache, j'ai indiqué les proportions dans lesquelles celui-ci devra être étendu, pour posséder une composition aussi voisine que possible de celle du lait de femme.

Enfin, j'ai donné un critérium auquel on reconnaîtra que l'enfant se développe régulièrement et que rien ne laisse à désirer, ni dans les soins généraux qu'il reçoit, ni surtout dans son alimentation.

Pratiqué de la sorte l'allaitement artificiel donnera des résultats satisfaisants, et les statistiques ne renfermeront plus des chiffres aussi tristement remarquables que ceux dont j'ai parlé. Mais pour arriver à un semblable résultat, il faudra que les personnes chargées d'élever un enfant au biberon reconnaissent la nécessité absolue de consacrer à cette tâche plus de soins, plus de vigilance, plus de peine, que n'en prend pour son nourrisson la meilleure nourrice.

L'avantage qu'elles trouveront ici, c'est que, dans le travail de l'allaitement artificiel, la fatigue n'incombera pas forcément à une seule personne; elle pourra être partagée, mais la somme en sera toujours plus grande toutes les fois que rien d'essentiel n'aura été négligé; car il en est d'un enfant privé du sein du sa mère comme de ces plantes exotiques dont nous admirons la belle végétation dans les serres de nos climats brumeux : pour elles aussi, le milieu où on les a transplantées n'est qu'un milieu artificiel, et ce n'est qu'au prix de soins ininterrompus qu'on arrive à leur rendre l'équivalent bien imparfait du sol et du soleil natal.

NOTES

J'ai réuni à la fin de ce Mémoire quelques documents ayant pour ainsi dire un caractère plus scientifique.

Ces documents ont trait :

1° — A la quantité de lait absorbée par les enfants;

2° — Au lait de Femme et à l'étude des variations de sa qualité et de sa quantité;

3° — Au lait de vache, à ses caractères normaux et à la recherche des altérations frauduleuses de ce liquide.

I

Dans les premiers mois de la vie, l'enfant, je l'ai déjà dit, demande le sein 10, 12, 15 et même 18 fois en 24 heures. M. Bouchaud, dans son étude : *Sur la mort par inanition des nouveau-nés*, fixe à 50 grammes environ la valeur moyenne de chaque tetée. Ce nombre ne diffère pas sensiblement de celui que j'ai obtenu :

Sur 84 tetées observées par moi,

      56 ont été inférieures à 55 grammes.
      16   —   —   75   —
      12 seulement dépassaient 75   —

soit :

      66 % au-dessous de. . 55 grammes.
      20 %   —   . . 75   —
      14 % au-dessus de . . 75   —

MODÈLE D'OBSERVATION

ENFANT DE TROIS JOURS

Première tetée. — De 9 heures à 9 h. 20 min. du matin :

    Poids avant la tetée : 3010 grammes.
    Poids après la tetée : 3030 —

    Lait absorbé : 24 grammes.

Seconde tetée. — De 10 heures à 10 h. 7 min. :

    Poids avant la tetée : 3025 grammes.
    Poids après la tetée : 3040 —

    Lait absorbé : 16 grammes.

Troisième tetée. — De 10 h. 18 min. à 10 h. 30 min. :

    Poids avant la tetée : 3038 grammes.
    Poids après la tetée : 3055 —

    Lait absorbé : 19 grammes.

Quatrième tetée. — De 10 h. 50 min. à 11 h. 15 min. :

    Poids avant la tetée : 3052 grammes.
    Poids après la tetée : 3120 —

    Lait absorbé : 75 grammes.

Cinquième tetée. — De midi 30 min. à midi 50 min. :

    Poids avant la tetée : 3108 grammes.
    Poids après la tetée : 3130 —

    Lait absorbé : 25 grammes.

Sixième tetée. — De 2 h. 30 min. à 2 h. 47 min. :

    Poids avant la tetée : 3113 grammes.
    Poids après la tetée : 3140 —

    Lait absorbé : 30 grammes.

Septième tetée. — De 3 h. 15 min. à 3 h. 25 min. :

    Poids avant la tetée : 3135 grammes.
    Poids après la tetée : 3145   —
    Lait absorbé : 12 grammes.

Huitième tetée. — De 4 h. 12 m. à 4 h. 22 min. :

    Poids avant la tetée : 3140 grammes.
    Poids après la tetée : 3160   —
    Lait absorbé : 22 grammes.

Neuvième tetée. — De 5 h. 10 min. à 5 h. 20 min. :

    Poids avant la tetée : 3155 grammes.
    Poids après la tetée : 3185   —
    Lait absorbé : 32 grammes.

Dixième tetée. — De 6 heures à 6 h. 12 min. :

    Poids avant la tetée : 3172 grammes.
    Poids après la tetée : 3190   —
    Lait absorbé : 20 grammes.

Onzième tetée. — De 6 h. 42 min. à 6 h. 50 min. :

    Poids avant la tetée : 3095 grammes.
    Poids après la tetée : 3110   —
    Lait absorbé : 16 grammes.

Douzième tetée. — De 7 h. 45 min. à 7 h. 58 min.

    Poids avant la tetée : 3100 grammes.
    Poids après la tetée : 3130   —
    Lait absorbé : 32 grammes.

Treizième tetée. — De 8 h. 33 min. à 8 h. 50 min. :

    Poids avant la tetée : 3125 grammes.
    Poids après la tetée : 3140   —
    Lait absorbé : 17 grammes.

Quatorzième tetée. — De 9 h. 10 min. à 9 h. 20 min. :

> Poids avant la tetée : 3135 grammes.
> Poids après la tetée : 3150   —
>
> Lait absorbé : 17 grammes.

Quinzième tetée. — De 3 h. 10 min. à 3 h. 25 min. :

> Poids avant la tetée : 3092 grammes.
> Poids après la tetée : 3170   —
>
> Lait absorbé : 80 grammes.

Seizième tetée. — De 3 h. 55 min. à 4 heures :

> Poids avant la tetée : 3165 grammes.
> Poids après la tetée : 3180   —
>
> Lait absorbé : 16 grammes.

Dix-septième tetée. — De 5 heures à 5 h. 5 min. :

> Poids avant la tetée : 3170 grammes.
> Poids après la tetée : 3190   —
>
> Lait absorbé : 21 grammes.

Dix-huitième tetée. — De 5 h. 40 min. à 5 h. 53 min. .

> Poids avant la tetée : 3182 grammes.
> Poids après la tetée : 3210   —
>
> Lait absorbé : 30 grammes.

Dix-neuvième tetée. — De 7 h. 45 min. à 7 h. 50 min.

> Poids avant la tetée : 3195 grammes.
> Poids après la tetée : 3220   —
>
> Lait absorbé : 26 grammes.

TOTAL DU LAIT ABSORBÉ PAR L'ENFANT DANS LES 24 HEURES : **530 gr.**

II

DU LAIT DE FEMME. — ÉTUDE DES VARIATIONS DE SA QUANTITÉ ET DE SA QUALITÉ

Le lait présente, comme tous les liquides de l'organisme, des variations de qualité et de quantité qu'il importe de connaître et de pouvoir rattacher aux causes qui leur donnent naissance chez la mère et aux effets qu'elles produisent chez son enfant.

M. Nat. Guillot, le premier, a cherché à déterminer, au moyen de la balance, la quantité de lait fournie en vingt-quatre heures par une nourrice.

M. Bouchaud, qui a repris l'étude de cette importante question, a employé une méthode beaucoup plus difficile à pratiquer, mais en même temps beaucoup plus sûre, et donnant des résultats plus exacts. (Bouchaud. Thèse de Paris, 1864.)

Je n'entreprendrai pas ici de décrire la manière de procéder de chacun de ces auteurs, je ferai seulement remarquer que les observations, dont je donne plus loin le modèle, prouvent jusqu'à l'évidence combien M. Bouchaud a eu raison de croire qu'il était impossible de considérer toutes les tetées de vingt-quatre heures consécutives comme égales à l'une d'elles prise arbitrairement pour unité.

Les variations des divers éléments du lait ont fixé d'autre part l'attention d'un grand nombre de médecins et de physiologistes.

Bien des travaux ont été déjà publiés, tant en France qu'à l'étranger, dans lesquels on indique la composition du lait aux divers âges de la lactation et sous les influences les plus variées.

Malheureusement, on peut dire que toutes les analyses dont je parle ont été faites par des *chimistes* et non par des *médecins*.

Ces analyses, en effet, donnent la composition centésimale du lait, sans tenir compte de sa quantité.

Elles ne sauraient donc satisfaire un physiologiste.

Dans les analyses faites jusqu'ici, on a procédé à la détermination des éléments du lait absolument de la même manière qu'on eût procédé à celles des éléments d'un liquide de composition constante, une eau minérale par exemple.

Cette analyse centésimale, dans le cas de l'eau minérale, donne tous les renseignements que l'on peut désirer, car, si elle a indiqué que 1 litre d'eau renferme 1 centigramme de telle substance, on aura que chaque titre d'eau de la même source, quel que soit l'instant auquel cette eau aura été recueillie, renfermera 1 centigramme de cette substance.

Mais, en est-il de même pour l'analyse d'un liquide organique, le lait par exemple? Évidemment non, car rien n'est plus variable que la composition de ce liquide et rien n'est plus difficile que la connaissance exacte et complète des causes de ces variations.

Une femme peut avoir un lait classé par les chimistes, qui en ont fait l'analyse centésimale, dans la catégorie des laits pauvres; cette femme devra-t-elle être réputée pour cela incapable d'allaiter son enfant?....

Non, car si la pauvreté de son lait en caséine, en beurre, en sucre et en principes fixes est compensée par son abondance, il arrivera ceci : c'est que son enfant sera aussi bien nourri, et profitera autant que celui de sa voisine dont le lait était réputé *riche*, mais qui en avait peu ; la seule différence, c'est que celui-là sera obligé de teter plus longtemps et de *filtrer* une plus grande quantité de liquide.

Que faudra-t-il donc ajouter à l'analyse centésimale pour être en possession des éléments dont la connaissance permettra au physiologiste d'asseoir son jugement?

Il faudra connaître la quantité de lait sécrétée en vingt-quatre heures par la nourrice et faire porter l'analyse, non sur un échantillon quelconque, mais sur un mélange de différents échantillons recueillis aux heures des diverses tetées, lequel mélange aura alors une composition qui représentera aussi exactement que possible, la composition moyenne du lait de la journée.

Il ne restera plus qu'à multiplier les résultats de l'analyse centésimale de ce mélange par un même coefficient (égal au volume du lait des vingt-quatre heures), pour avoir la quantité *totale* de chacun des principes constitutifs du lait, c'est-à-dire la seule donnée qui soit intéressante pour le physiologiste.

Dans les observations que j'ai recueillies, la valeur de chaque tetée et la quantité totale de lait fourni en vingt-quatre heures par les nourrices, a été déterminée en pesant les enfants avant et après chaque tetée, et en regardant la quantité de lait absorbée comme égale à l'accroissement de leur poids, correction faite des pertes produites par la transpiration cutanée et l'évaporation pulmonaire.

C'est en formant ensuite la moyenne des résultats de mes analyses que j'ai obtenu les nombres que je donne comme représentant la composition moyenne normale du lait de femme.

J'ai eu soin, à chaque tetée, de prélever quelques centimètres cubes de lait *avant* et *après* la tetée. Le mélange de ces liquides m'a paru devoir présenter plus exactement la composition moyenne du lait absorbé par l'enfant.

Pour l'analyse de chacun des mélanges généraux de vingt-quatre heures consécutives, voici le procédé auquel je me suis arrêtée : Je vais décrire en détail les diverses opérations qu'il comporte.

DÉTERMINATION DE L'EAU.

Après avoir expérimenté chacune des méthodes proposées par les auteurs et avoir reconnu que la dessiccation complète du lait à la température de 100 degrés exige un temps considérable quand on opère sur 10 centimètres cubes de ce liquide, j'ai imaginé d'opérer sur de très-faibles quantités étalées sur une large surface. Mais ici se présentait une difficulté : Comment mesurer exactement une très-faible quantité de lait, 1 gramme par exemple?... La mesure du volume de 1 centimètre cube expose à une incertitude, 1/50 au moins, d'où une incertitude de 1/50 dans le résultat, ou de 100 fois 1/50 sur 100 parties de lait, soit 2 grammes pour 100.

Il m'a paru facile de remédier à cet inconvénient en pesant le lait au lieu de le mesurer.

Avec un peu d'habitude, on arrive sans peine à déterminer le poids du lait à 0,001 près, car son évaporation pouvant être considérée comme régulière, il est facile de mesurer la durée de la pesée et de faire une correction.

Supposons, par exemple, que l'équilibre de la balance soit atteint deux minutes après l'introduction du lait dans le vase qui le renferme. Au bout de trois nouvelles minutes, supposons qu'il faille ajouter 0,0045 pour rétablir l'équilibre et compenser la perte de l'eau produite par l'évaporation :

On tirera de là cette conclusion, que le lait perd 0,0015 par minute, et l'on ajoutera 0,0030 au poids déterminé avant toute correction. De cette manière, on pourra compter à coup sûr sur la troisième décimale.

Dans ces conditions, 1 gramme de lait étalé sur le couvercle d'une capsule de platine se dessèche complétement par un séjour de deux à trois heures dans l'étuve à 100 degrés.

La limite de l'erreur commise n'est plus dans ce cas que de 0,001 au plus, c'est-à-dire 0,1 au plus pour 100 parties de lait. En sorte qu'il sera permis de donner le poids du résidu solide avec sa première décimale, laquelle, dans tous les autres procédés, n'a aucun sens.

Je vais rapporter une expérience bien propre à montrer que je ne me fais pas illusion en disant que je peux compter sur la première décimale.

J'avais souvent remarqué que lorsqu'on évapore du lait, le résidu prend une teinte jaune foncé qui ne rappelle en rien la couleur du lait. Cette coloration jaune n'était-elle pas due à un produit d'altération (oxydation) de l'un des éléments du lait?... S'il en était ainsi, le lait répandu sur une large surface devait s'altérer bien plus que le lait accumulé au fond d'une capsule, la rigueur de mon procédé devenait par là dérisoire, et il devenait indispensable de constater que cette altération ne se produit point.

Pour y parvenir j'ai pris $1^{gr},022$ de lait que j'ai séché à l'air libre; en même temps, j'ai pris $0^{gr},976$ du même lait que j'ai séché dans un courant de gaz hydrogène.

Au bout de deux heures, j'ai pris le poids de chacun des deux résidus fixes; il s'est trouvé égal à $0^{gr},1445$ pour le premier, et $0^{gr},141$ pour le second. Au bout de quatre heures, une deuxième pesée m'a donné les nombres : 0,1442 et 0,139, qui, réduits en centièmes, correspondent à 14,1 pour le premier et à 14,2 pour le second, ce qui est précisément la limite de l'erreur indiquée.

On voit donc que la perte est la même dans l'air que dans l'hydrogène, et par suite que le lait ne s'oxyde pas en se desséchant. Notons ici d'ailleurs, que dans l'hydrogène aussi bien que dans l'air la coloration jaunâtre n'a pas tardé à apparaître.

Dans une autre expérience j'ai constaté sa production dans un courant d'acide carbonique. J'ai noté, en outre, que le lait desséché, comme je viens de le dire, peut être laissé pendant une journée entière à l'étuve à 100°, sans qu'il soit possible de constater une variation appréciable dans son poids. Cette invariabilité est la même dans l'air que dans l'hydrogène. Je suis donc en mesure d'affirmer non-seulement que le lait séché à 100° ne s'oxyde pas, mais que la matière grasse qu'il renferme n'a à cette température aucune tension de vapeur appréciable. J'ai opéré sur : $0^{gr},141$ et $0^{gr},1442$ de résidu sec.

Chauffés à 100° pendant neuf heures, le premier dans l'air libre, le second dans l'hydrogène, la perte de poids ne s'est trouvée que de $0^{gr},0005$ pour l'un et de $0^{gr},0007$ pour l'autre, ce qui rentre dans les limites des erreurs d'observation.

DÉTERMINATION DU SUCRE.

Mes déterminations ont été faites par la liqueur *cupro-potassique*.

Le lait coagulé par quelques gouttes d'acide acétique et chauffé jusqu'à l'ébullition est jeté sur un filtre. On mesure 10 cent. cub. du liquide clair qui s'écoule, on l'étend de 40 cent. cub. d'eau, et, le mélange étant introduit dans une burette de Mohr, on le fait tomber dans 10 cent. cub. de liqueur cupro-potassique étendue et bouillante jusqu'à décoloration complète.

DÉTERMINATION DU BEURRE ET DE LA CASÉINE.

Si dans l'opération précédente on a eu soin d'opérer sur une quantité connue de lait et de recueillir le coagulum sur un filtre taré, il suffira de laver et de sécher ce filtre pour obtenir par différence le poids du beurre et de la caséine. Ce poids étant connu, il suffit de déterminer l'un des deux éléments pour les connaître l'un et l'autre.

Un procédé très-exact consiste à traiter le lait coagulé par l'éther chaud dans l'ingénieux appareil imaginé par le docteur Gerber et construit d'après ses indications.

On peut aussi, dans le cas où l'on consent à se satisfaire d'une approximation, employer le procédé suivant qui est très-rapide, mais assurément moins exact que celui du docteur Gerber.

On prend 10 cent. cub. de lait, on y ajoute 2 à 3 gouttes de potasse caustique et 20 cent. cub. d'éther anhydre. — On ferme aussitôt, on agite fortement et on laisse reposer ; l'éther remonte à la surface, on en prend 10 cent. cub. avec une pipette ; ces 10 cent. cub., évaporés dans une capsule tarée, laissent pour résidu le beurre correspondant à 5 cent. cub. de lait.

La caséine s'obtient par différence.

Quelle que soit la méthode que l'on suive pour déterminer le poids du beurre, l'indétermination qui en résulte pour le poids de la caséine est beaucoup moindre que l'indétermination laissée par la méthode de Von Baumhauer, laquelle consiste à retrancher le poids du beurre, du sucre et des sels de la quantité totale du résidu sec.

M. Coudereau (1), en suivant cette méthode, a trouvé qu'un

(1) Coudereau, *Thèse de Paris*, 1869.

litre de lait renferme en moyenne plus de 50 grammes de matières azotées. — Ce résultat, véritablement surprenant, serait
inexplicable si M. Coudereau n'avait dû commettre de graves
erreurs dans la détermination du résidu fixe. Il opérait, en effet,
sur de fortes proportions de lait, et l'on sait combien il est difficile, pour ne pas dire impossible, d'évaporer jusqu'à siccité absolue une certaine masse de lait dans une capsule de porcelaine ou
de platine.

Quoi qu'il en soit, toutes les erreurs s'accumulant alors sur la
caséine, j'ai cru pouvoir présenter des résultats plus exacts, en
cessant de les rendre fonction de la détermination préalable de
l'eau et du sucre. Si l'on veut obtenir des résultats d'une rigueur
presque absolue, on dose le beurre, comme je l'ai déjà dit, sur un
échantillon, d'après la méthode du docteur Gerber, méthode que
décrivait ainsi l'auteur lui-même dans une note insérée au *Bulle-
tin de la Société chimique*, t. XXIII, p. 342-43.

« Aussitôt qu'on a coagulé le lait d'après la méthode ordinaire,
« il faut filtrer; laver d'abord avec de l'eau froide, puis avec de
« l'alcool fort, et tout de suite après avec de l'éther, jusqu'à
« ce que le coagulum soit épuisé. Si on laissait celui-ci devenir
« compacte, il serait impossible plus tard d'en extraire le beurre
« par l'éther, parce que la caséine enveloppe toujours des parties
« de graisse, si bien qu'il est impossible d'épuiser le résidu.

« Pour doser le beurre, j'ai fait construire un appareil consis-
« tant en un léger flacon, dans la tubulure duquel est un enton-
« noir fermant à l'émeri, où l'on place le filtre chargé du coagu-
« lum. L'embouchure de l'entonnoir est jointe à un réfrigérant
« qui condense les vapeurs d'éther. On place dans le flacon trois
« quarts de son volume d'éther, et l'on met l'appareil monté sur
« un bain-marie. On chauffe le bain jusqu'à une légère ébullition ;
« de cette manière, l'éther dégraisse le coagulum de bas en haut.
« L'éther qui monte au-dessus du filtre se condense dans le ré-
« frigérant et tombe de nouveau sur le filtre, de sorte que le dé-
« graissage se fait de lui-même très-complétement. Cette manière
« de dégraisser présente différents avantages :

« 1° On ne perd point d'éther, 2° la manipulation qui, par la
« méthode ordinaire est très-fastidieuse, se fait d'elle-même;

« 3° après avoir dégraissé, on n'a qu'à démonter l'entonnoir et le
« réfrigérant, distiller l'éther, chauffer le résidu au bain-marie,
« puis à l'étuve à 100°, et peser. On obtient le beurre par dif-
« férence.

« Cette méthode donne avec peine des résultats beaucoup plus
« exacts que les autres procédés. Ce dégraisseur offre par sa
« simplicité beaucoup plus d'avantages que celui de M. de Bibra.

« L'appareil est construit, à Paris, chez les frères Alvergniat. »

Dosage des éléments minéraux. — 20 grammes de lait, introduits dans une capsule de 125 cent. cub., seront évaporés à
100° d'abord, puis à 110, et carbonisés enfin avec les précautions
ordinaires, c'est-à-dire avec une grande lenteur et à une température atteignant à peine le rouge sombre. — Le charbon, épuisé
par l'eau bouillante, dans l'appareil du docteur Gerber, abandon-
nera les chlorures, les sulfates et les phosphates alcalins. — On
procédera, s'il y a lieu, à la séparation et au dosage de ces divers
sels, mais il suffira, le plus souvent, de déterminer par évaporation
le poids total du mélange.

Le charbon, épuisé de la sorte, ne renferme plus que les phosphates tribasiques de calcium, de magnésium et de fer, accompa-
gnés de traces de chlorures, de sulfates et de silice. On l'inciné-
rera dans un creuset de platine taré : l'augmentation du poids du
creuset donnera donc le poids total des sels insolubles.

La présence du fer ne pourra pas être toujours constatée dans
la solution chlorhydrique de ce résidu. Il faudrait se garder d'en
conclure que le lait ne renfermait aucune trace de ce métal : quelquefois, en effet, il passe à l'état de ferrocyanure pendant la carbonisation, et se retrouve sous cette forme dans l'eau de lavage (1).

____

(1) Voici une expérience qui prouve l'exactitude de cette assertion : « Ayant
carbonisé une certaine quantité de lait et repris ce charbon par l'acide chlorhydrique étendu, à l'effet de déterminer la proportion d'acide sulfurique qu'il
retiendrait et celle qu'il abandonnerait par ce lavage, j'ai remarqué que le
précipité de sulfate de baryum produit dans le liquide chlorhydrique prenait
une teinte bleuâtre persistante. — Ce précipité, traité par l'eau additionnée
de quelques gouttes de potasse, s'est décoloré, et le liquide filtré, légèrement
acidulé par l'acide chlorhydrique, a donné, avec le ferro-cyanure de potas-

Les dosages séparés de la chaux et de la magnésie ne présentent pas d'intérêt.

Voici maintenant les résultats de mes analyses :

LAIT DES PREMIERS JOURS : *Colastrum.*

I. — LAIT DE 3 JOURS.

Quantité fournie en 24 heures :   *700 grammes.*

Densité : 1032.
Réaction : alcaline.

	Pour 100 parties.	Pour 700.
Eau	86,8	607,6
Résidu sec	13,2	92,4
Sucre	5	35
Beurre	4,3	30,1
Caséine et albumine	2	14
Chlore	0,036	0,252
Acide sulfurique	0,025	0,175
Phosphates de chaux et de magnésie.	0,171	1,197
Fer (reconnu qualitativement).		
Silice id.		

sium, et le sulfo-cyanure de potassium, les colorations caractéristiques des sels de peroxyde de fer. »

La coloration bleue de sulfate barytique était donc due à du bleu de Prusse, et voici comment ce composé a pu se produire :

« Le lait renferme toujours une certaine quantité de fer. — Ce métal semble même y exister à l'état de combinaison avec la caséine.

« Pendant la carbonisation la caséine se détruit, et le fer, se trouvant en présence de cette matière azotée en voie de décomposition et des alcalis ou carbonates alcalins avec lesquels elle était combinée, passe à l'état de ferrocyanure. Mais il n'y passe pas tout entier, une partie reste à l'état d'oxyde, et, plus tard, quand on a jeté le charbon sur un filtre et qu'on l'a traité par l'acide chlorhydrique, cet oxyde, transformé en chlorure ferrique, a réagi sur le ferrocyanure pour donner naissance à du bleu de Prusse, lequel s'est précipité avec le sulfate de baryum et lui a donné la coloration bleue observée. »

II. — Lait de 4 jours.

Quantité fournie en 24 heures : 800 *grammes.*

Densité : 1032,5.
Réaction : très-légèrement alcaline.

	Pour 100 parties.	Pour 800.
Eau	87,1	696,8
Résidu sec.	12,9	103,2
Sucre	5,7	45,6
Beurre.	4	32
Caséine et albumine	2,4	19,2
Chlore.	0,036	0,288
Acide sulfurique	0,027	0,216
Phosphates de chaux et de magnésie.	0,212	1,696
Fer (reconnu qualitativement).		
Silice id.		

III. — Lait de 5 jours.

Quantité fournie en 24 heures : 900 *grammes.*

Densité : 1033,5.
Réaction : alcaline.

	Pour 100 parties.	Pour 900.
Eau	89,5	805,5
Résidu sec.	10,5	94,5
Sucre	5,3	47,7
Beurre.	2,5	22,5
Caséine et albumine.	2,3	20,7
Chlore.	0,028	0,252
Acide sulfurique	0,047	0,423
Phosphates de chaux et de magnésie.	0,275	2,475
Fer (reconnu qualitativement).		
Silice id.		

IV. — Lait de 3 mois.

Quantité fournie en 24 heures : 950 grammes.

Densité : 1032,5
Réaction : alcaline.

	Pour 100 parties.	Pour 950.
Eau	87,8	834,1
Résidu fixe	12,2	115,9
Sucre	5,2	49,4
Beurre	4,2	39,9
Caséine et albumine	2,1	19,9
Chlore	0,049	0,465
Acide sulfurique	traces	»
Phosphates de chaux et de magnésie	0,591	5,614
Fer (reconnu qualitativement).		
Silice id.		

V. — Lait de 6 mois.

Quantité fournie en 24 heures : » grammes.

Densité : 1031.
Réaction : alcaline.

	Pour 100 parties.	Pour 700.
Eau	89,7	628,9
Matières fixes	10,3	32,1
Beurre	1,9	13,3
Sucre	4,9	34,3
Caséine et albumine	2,6	18,2
Chlore	0,038	0,266
Acide sulfurique	0,0145	0,3415
Phosphates de chaux et de magnésie	0,345	2,415

VI. — LAIT DE 9 MOIS.

Quantité fournie en 24 heures : 1000 grammes.

Densité : 1032.
Réaction : alcaline.

	Pour 100 parties.	Pour 1000
Eau	89,90	899
Résidu fixe.	11,10	111
Beurre.	2,5	25
Sucre	4,1	41
Caséine et albumine.	4,4	44
Chlore.	0,0158	0,158
Acide sulfurique	0,0170	0,170
Phosphates de chaux et de magnésie.	0,102	1,02
Fer (reconnu qualitativement).		

VII. — LAIT DE 12 MOIS.

Quantité fournie en 24 heures : » grammes.

Densité : 1028.
Réaction : alcaline.

	Pour 100 parties.
Beurre	2,4
Sucre.	3,7
Caséine et albumine.	2,00
Chlore	0,034
Acide sulfurique.	0,393
Phosphates de chaux et de magnésie	0,024
Fer (reconnu qualitativement).	

III

DU LAIT DE VACHE. — SES CARACTÈRES NORMAUX. — RECHERCHE DES ALTÉRATIONS FRAUDULEUSES DE CE LIQUIDE (1).

Les méthodes proposées pour l'analyse du lait sont si nombreuses et les précautions prises par l'autorité pour prévenir les fraudes (au moins dans les grandes villes, semblent si complètes qu'il pourrait paraître oiseux, au premier abord, de revenir sur une question que bien des personnes regardent comme définitivement jugée.

J'ai pu me convaincre néanmoins qu'en dépit de tous les soins pris par la Ville de Paris pour assurer la parfaite qualité du lait livré à ses habitants, de nombreuses falsifications sont encore en usage et qu'une partie considérable du lait vendu chaque jour ne saurait être considérée comme présentant la composition moyenne normale de ce liquide.

Ce qui se produit à Paris se produit assurément dans d'autres villes ; aussi bien ai-je pensé qu'il ne serait pas superflu de procéder à de nouvelles recherches sur le lait, et de déterminer les éléments d'une méthode rigoureuse dont l'application permît de reconnaître les fraudes les plus généralement pratiquées.

(1) M. le D' Louis Magnier de la Source a bien voulu mettre à ma disposition, pour la rédaction de cette Note, différents documents inédits.

I. — CARACTÈRES DU LAIT NORMAL.

A. — *Caractères physiques.*

Densité. — La densité du lait de vache, prise à la température de 15° centigrades, est toujours voisine de 1032. — Elle oscille d'ordinaire entre 1028 et 1034.

Examen au microscope. — Vu au microscope sous une très-faible épaisseur, le lait constitue un liquide transparent, blanchâtre, homogène, tenant en suspension un nombre extrêmement considérable de globules graisseux. Ces globules présentent les caractères optiques communs à tous les globules de matière grasse. Leur diamètre varie de $0^{mm},01$ à $0^{mm},001$.

D'après quelques auteurs, une partie de la caséine existerait dans le lait sous une forme insoluble. — Cette opinion semble devoir être rejetée, l'examen microscopique du lait normal *frais* ne permettant d'y découvrir aucune autre matière solide que les globules butyreux.

Si des corps gras étrangers avaient été introduits frauduleusement à l'état d'émulsion, leur présence se reconnaîtrait sans peine.

La fécule, l'amidon, la farine, n'échapperaient pas non plus à l'œil d'un observateur quelque peu expérimenté.

B. — *Caractères chimiques.*

Réaction. — Immédiatement après la traite, le lait présente toujours une réaction soit très-légèrement alcaline, soit neutre au papier de tournesol.

Mais le lait abandonné au repos devient promptement acide ; aussi l'attention devra-t-elle être éveillée par une alcalinité trop considérable qui fera soupçonner l'addition de carbonates ou de bicarbonates alcalins.

Coagulation. — Je viens de dire que le lait abandonné à lui-même devient promptement acide. Cette modification est due à la production d'acide lactique.

Au bout d'un temps variable, suivant la température, l'état de l'atmosphère et diverses autres conditions, la quantité d'acide lactique est suffisante pour produire la coagulation de la caséine. Le même phénomène s'observe toutes les fois qu'on acidifie directement le lait.

Au moment de la coagulation, les globules gras se trouvent emprisonnés dans les mailles du réseau caséeux, si bien qu'en jetant le tout sur un filtre après avoir chauffé jusqu'à l'ébullition pour rassembler le coagulum et séparer l'albumine, il passe un liquide incolore ou faiblement jaunâtre, dans lequel le microscope ne révèle plus qu'un nombre insignifiant de globules gras. Ce liquide constitue le petit-lait ou sérum.

Caractères du Sérum. — Si l'on étend le lait d'un volume d'eau au moins égal au sien et qu'on ajoute goutte à goutte à ce mélange de l'acide acétique très-étendu, il arrive un moment où l'on aperçoit au milieu du liquide un précipité floconneux de caséine coagulée.

L'opération peut se faire à une température aussi basse que l'on veut. La caséine coagulée à $+ 10°$ par exemple, et séparée après 24 heures, abandonne un sérum très-légèrement trouble. Ce sérum porté à $+ 20°$ laisse coaguler une nouvelle portion de la matière albuminoïde, et ainsi de suite jusqu'à la température de l'ébullition.

Tout ce qui coagule à 100° étant séparé après refroidissement le nouveau sérum jouit des propriétés suivantes :

1° La chaleur y fait naître un trouble qui disparaît par le refroidissement.

2° L'acide azotique y précipite à froid une matière gélatineuse qui se redissout par l'ébullition en présence du même acide et se reprécipite par le refroidissement. Un excès d'acide redissout cette matière

3° Le bichlorure de mercure ne produit à froid aucun trouble. A chaud il fait naître un précipité qui persiste après refroidissement.

4° Le réactif de Millon donne, par l'ébullition avec le sérum un liquide coloré en rouge et un précipité de même couleur.

A froid, le précipité est blanc et formé en grande partie d'abord de chlorure mercureux soluble dans un excès de réactif.

5° Le ferrocyanure de potassium et l'acide acétique donnent à froid un précipité lent à apparaître et généralement peu sensible.

Quand ces réactions ne sont pas manifestes dans le sérum, il suffit de réduire celui-ci au 1/4 de son volume et de filtrer, pour les observer avec une grande netteté.

Il résulte de ces faits :

Que la matière azotée du lait ou caséine ne semble pas être mélangée à de l'albumine proprement dite ;

Que le sérum du lait renferme une matière albuminoïde, qui paraît jouir de certaines propriétés spéciales et qui semble être identique avec la *lactoprotéine.*

L'alcool, ajouté directement au sérum, y détermine un trouble, dû à la précipitation partielle de la matière albuminoïde qu'il renferme, et à la précipitation du phosphate de calcium.

L'ammoniaque produit un précipité du même phosphate et de phosphate ammoniaco-magnésien. Après séparation de ce précipité, le liquide précipite encore par le sulfate de magnésium en présence du chlorure d'ammonium. Il renferme donc non-seulement des phosphates terreux, mais des phosphates alcalins.

Le chlorure de baryum et le nitrate d'argent précipitent les sulfates et les chlorures du sérum.

L'eau iodée est sans action sur lui.

La liqueur cupro-potassique est facilement réduite par l'ébullition avec le sérum, grâce à la lactose que renferme ce liquide.

Cendres du lait. — Le résidu sec du lait, carbonisé avec précaution, donne un charbon poreux qui abandonne à l'eau bouillante des chlorures, des sulfates et des phosphates alcalins.

L'incinération du charbon lavé laisse une cendre blanche, insoluble dans l'eau, soluble dans les acides, composée de phosphate de calcium, de phosphate de magnésium et souvent de phosphate ferrique.

L'acide sulfurique, le chlore, la silice, ne s'y trouvent qu'à l'état de traces.

Si le lait avait été additionné de sulfate ou de carbonate de calcium, l'examen des cendres insolubles ferait découvrir ces deux sels.

II. — Recherche des fraudes par soustraction de crème ou addition d'eau.

Il est universellement admis aujourd'hui qu'un jugement sérieux ne saurait être porté sur la qualité d'un échantillon de lait à la suite de la simple détermination de la densité du liquide suspect. Tous les auteurs sont d'accord pour reconnaître que cette considération est insuffisante et que l'analyse, soit partielle, soit même complète, peut seule conduire à autre chose qu'à de vagues probabilités. Personne n'ignore en effet qu'un excès de matière grasse abaisse la densité et que par contre celle-ci peut être normale dans un lait partiellement écrémé, puis étendu d'une proportion d'eau convenable. Cette fraude est assurément fréquente : l'addition de matières étrangères constitue un délit plus rare. Le plus souvent, on se contente soit d'ajouter directement de l'eau au lait, soit de le priver d'une partie de sa crème, soit de l'écrémer et de l'étendre d'eau tout à la fois. En procédant avec une certaine habileté que donne l'habitude de pareilles manœuvres, on arrive ainsi à préparer des produits ayant la densité voulue, mais ne renfermant plus les proportions normales de beurre, de caséine, de lactose, et donnant par suite un poids trop faible de résidu sec. On voit dès lors le parti que l'on pourrait tirer de la détermination de ce résidu. Une semblable détermination ne donnera aucun résultat dans les cas où l'addition d'eau aura été compliquée d'addition de matières solides destinées à rétablir le poids total des éléments normaux, mais dans tous les cas d'addition pure et simple d'eau, de soustraction de crème ou de lait provenant de vaches malades ou mal nourries, elle donnera une indication précieuse.

Nous avons dit en commençant qu'il n'existe aucun rapport constant entre le poids spécifique du lait et celui de son résidu sec. — Il suffit, pour s'en convaincre, de se reporter aux déterminations de tous les auteurs. Nous ne rappellerons ici que les suivantes :

Auteurs	Densité	Résidu sec pour 1000
Filhol et Joly (1).	1027	171 grammes.
Docteur N. Gerber (2)	1026	138 —
Simon (3) . . . . {	1034	86 —
	1034	138 —

Le poids du résidu sec est infiniment plus variable que la densité. Voici la valeur qui lui est attribuée par quelques-uns des auteurs auxquels on doit des analyses de lait :

Auteurs	Poids du résidu sec pour 1000	
Boussingault et Lebel . .	128	Moyenne de 3 analyses.
Chevalier et Henry. . . .	132	id. id.
Lyon Playfair	136	id. id.
Poggiale.	141	id. de 10 analyses.
Gorup-Besanez.	143	id. de plus" id.
Filhol et Joly	171	Moyenne de 3 id.

En présence d'écarts aussi considérables, l'expert chargé de procéder à l'examen du lait pourrait éprouver un certain embarras. N'est-il pas évident en effet que l'addition d'une proportion d'eau de 25 pour 100 dans le lait analysé par MM. Filhol et Joly ne le rendrait pas plus pauvre en matières solides que n'est celui sur lequel ont porté les déterminations de MM. Boussingault et Lebel?... Il est vrai que le rapport des éléments solides serait altéré et que l'analyse complète permettrait de pressentir la fraude; mais au premier abord celle-ci ne serait aucunement indiquée par le poids du résidu sec.

L'embarras que nous signalons est néanmoins plutôt apparent que réel. Les analyses de MM. Boussingault et Lebel d'une part, Filhol et Joly de l'autre, ont porté en effet sur le lait de vaches, bien différentes et par la race et par le régime alimentaire auquel elles étaient soumises. Pour être comparables entre elles, les analyses doivent être faites sur le lait des vaches d'une même contrée. Alors seulement, la concordance des résultats devient très-suffisante pour permettre d'établir une moyenne.

(1) Moyenne de trois analyses de lait de vache.
(2) Moyenne de quatre analyses de lait de vache.
(3) Deux analyses de lait de femme.

Nous plaçant à ce point de vue tout pratique, nous avons étudié le lait d'un certain nombre de vaches prises au hasard dans diverses vacheries de Paris ; le tableau suivant résume les déterminations que nous avons faites :

	I	II	III	IV	V	VI	VII	VIII
Réaction	alcaline	alcaline	alcaline	alcaline	neutre	neutre	neutre	acide
Densité	1032	1031	1032	1032	1032	1031	1031	1032
Résidu sec pour 1000.	114	126	129	121	129	110	125	113
Caséine et albumine pour 1000.	»	»	34	31	»	»	»	»
Beurre pour 1000 . .	»	»	»	»	47	»	»	»
Lactose — . .	43	45	50	»	»	35	48	40
Phosphates insolubles	10g,8	5g,2	»	»	6g,3	»	»	»

Toutes les fois qu'au lieu de procéder de la sorte nous avons fait prendre du lait dans les crèmeries ou chez les marchands qui le vendent au détail, nous avons constaté une baisse sensible dans le poids du résidu sec comme dans le poids spécifique, mais ici encore on va voir combien peu les variations de ces deux éléments suivent une marche parallèle.

Analyses du lait des crèmeries ou des marchands au détail :

	I	II	III	IV	V	VI
Réaction	alcaline	alcaline	alcaline	neutre	neutre	acide
Densité.	1032	1030	1029	1025	1027	1028
Résidu sec pour 1000.	113	113	106	95	109	97
Caséine et albumine. .	»	»	»	»	»	»
Beurre	»	»	»	»	»	»
Lactose.	37	»	»	»	35	»
Phosphates insolubles.	»	5g,4	»	4g,6	»	»

Pourquoi le lait vendu dans les crèmeries ou chez les marchands au détail est-il si pauvre en matières solides?... Ce lait vient de la campagne ; il semblerait donc au premier abord devoir être préféré à celui des vaches nourries à Paris dans les lieux obscurs et mal ventilés, où elles deviennent si promptement tuberculeuses? Pourtant l'analyse nous oblige à conclure d'une façon opposée et à proclamer la supériorité du lait des vacheries. Devons-nous admettre que le lait venant de la campagne est additionné d'une quantité notable d'eau après son arrivée, immédiatement avant la vente?... L'attention ne saurait être trop attirée sur ce point, car le lait est un aliment de la plus haute importance, l'unique aliment des enfants privés de nourrices et d'un grand nombre de malades : sa composition doit donc être l'objet de la surveillance la plus active, et nous n'hésitons pas à croire que bien des fraudes passent inaperçues l'orsqu'on se contente d'examiner la densité, qui ne demeureraient pas impunies si l'on joignait à cette détermination préliminaire celle du poids du résidu sec.

III. — ADDITION DE MATIÈRES ÉTRANGÈRES. — ANALYSE DU LAIT.

Le fraudeur qui introduit dans le lait des matières étrangères peut se proposer simplement de masquer la teinte caractéristique du lait écrémé et étendu, ou bien de corriger la faiblesse des indications fournies par l'analyse chimique.

Le premier résultat est facile à atteindre; mais il n'en est pas de même du second, et l'on peut affirmer que les additions d'amidon ou de farine, de glycose, de dextrine ou de gommes, de carbonates de soude ou de chaux, ne passeront jamais inaperçues. La densité normale pourra être rétablie, le poids du résidu sec se retrouvera à peu près égal à celui d'un lait non altéré, mais chacun des éléments constitutifs du lait aura subi une diminution qui se révélera si l'on procède au dosage de l'un d'entre eux, du beurre par exemple. Il conviendra donc toujours, pour un essai préliminaire, qui suffira, dans l'immense majorité des cas, à fixer l'opinion de l'expert, de procéder aux trois opérations suivantes :

1° Détermination de la densité;

2° Détermination du poids du résidu sec ;

3° Dosage du beurre au moyen du lactobutyromètre de Marchand.

Si le lait a été étendu d'eau, chacun des chiffres fournis par ces divers essais sera trop faible.

Si le lait a été seulement écrémé, la densité ne s'écartera pas sensiblement de celle du lait pur; elle sera souvent un peu forte. Mais le résidu sec sera trop faible, et le déficit s'accusera bien plus nettement encore dans le dosage du beurre.

Si le lait a été écrémé et étendu d'eau tout à la fois, la densité sera normale ou un peu faible, le résidu sec sera *beaucoup* trop faible, ainsi que le beurre.

Si le lait a été écrémé, étendu d'eau et additionné ensuite de matières étrangères, la densité sera normale ou un peu faible, le résidu sec sera généralement trop faible ; mais dans le cas où la proportion des matières étrangères aura été considérable, il pourra paraître normal ; seul, le beurre sera en quantité tout à fait insuffisante, et cette disproportion éveillera aussitôt l'attention de l'expert et l'amènera à découvrir la fraude par un examen plus complet du produit suspect.

Analyse du lait. — L'analyse complète du lait comprend :

1. La détermination de la densité ;
2. L'examen au microscope ;
3. L'examen de la réaction ;
4. La détermination du résidu sec ;
5. La recherche et le dosage de l'acide carbonique ;
6. L'examen du sérum et la détermination de son résidu sec ;
7. Le dosage du beurre ;
8. Le dosage de la caséine et de l'albumine ;
9. Le dosage du sucre de lait et des matières extractives ;
10. Le dosage des éléments minéraux.

L'amidon cru et les corps gras en émulsion plus ou moins grossière se retrouveront en 2.

Pour découvrir les additions frauduleuses de bicarbonate de soude ou de carbonate de chaux, un moyen très-simple et très-commode consiste à introduire dans l'uréomètre d'Yvon 5 centimètres cubes du lait à essayer préalablement bouilli, et à y ajouter un volume égal d'acide sulfurique ordinaire. Le mélange s'échauffe, et si le lait a été additionné de carbonates ou de bicarbonates, l'acide carbonique se dégage, en produisant une vive effervescence. Le lait pur bouilli n'abandonne dans ces conditions aucun gaz.

Si l'on veut doser l'acide carbonique, on détermine sa proportion dans 10 centimètres cubes de lait par perte de poids, au moyen de l'appareil employé ordinairement à cet effet, et dont la description se trouve dans tous les traités d'analyse.

Les extraits colorés qu'on ajoute souvent au lait pour masquer sa teinte bleuâtre, se retrouvent dans le sérum. On retrouve également les gommes, la gélatine, la dextrine, qui en sont précipitées par l'alcool ; la farine et l'amidon qui bleuissent l'eau iodée.

L'examen des sels insolubles fera découvrir le carbonate et le sulfate de chaux (ces sels ne doivent se trouver dans les cendres du lait qu'à l'état de traces).

TABLE DES MATIÈRES

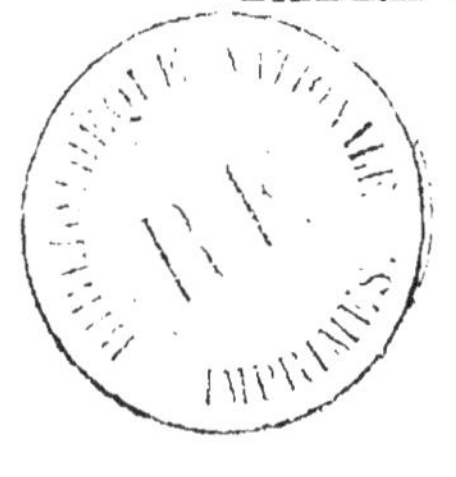

Paris-Imp. PAUL DUPONT, 41, rue Jean-Jacques-Rousseau. 926. 4 77.

A LA MÊME LIBRAIRIE

Atlas de l'art des accouchements, par MM. LENOIR, Marc SÉE et TARNIER,
1 fort vol. grand in-8° jésus de 105 planches dessinées d'après nature,
accompagnées d'un texte explicatif en regard.
— Prix : Planches noires et reliure demi-maroquin.............. 60 fr.
— Le même ouvrage, planches coloriées, reliure demi-maroquin.. 110 fr.

Manuel d'accouchements, comprenant la pathologie de la grossesse et
les suites de couches, par M. le professeur SCHROEDER; traduit sur la
4e édition, et annoté par M. le Dr CHARPENTIER, professeur agrégé à la
Faculté de médecine de Paris. 1 vol. gr. in-8° de 750 pages, avec 155 figures
dans le texte... 14 fr.

Manuel d'Obstétrique, par M. le Dr NIELLY. 1 vol. in-18 diamant, avec
42 figures dans le texte, cartonnage souple................... 4 fr.

Traité clinique des maladies des femmes, par M. le Dr Robert BARNES,
traduit de l'anglais par M. le Dr A. CORDES, précédé d'une préface de
M. le professeur PAJOT. 1 vol. grand in-8° de 800 pages, avec 170 figures
dans le texte... 16 fr.

**Leçons sur les opérations obstétricales et le traitement des
hémorrhagies**, ou *Guide de l'accoucheur* dans les cas difficiles, par
M. Robert BARNES; traduites sur la seconde édition par le Dr CORDES, avec
une préface du professeur PAJOT. 1 vol. grand in 8°, avec 113 fig. 12 fr.

Traité des tumeurs bénignes du sein, par M. Léon LABBÉ, chirurgien
de l'hôpital de la Pitié, professeur agrégé à la Faculté de médecine, et
M. Paul COYNE, ancien interne des hôpitaux. 1 beau vol. in-8°, avec 4 pl.
en couleur et 37 magnifiques gravures intercalées dans le texte.. 12 fr.

Leçons sur les maladies des enfants, par Charles WEST, membre du
Collège royal des médecins de Londres; traduites d'après la 10e édition
anglaise et annotées par M. ARCHAMBAULT, médecin de l'hôpital des Enfants-
Malades. 1 vol. in-8° de 1012 pages..................... 12 fr.

Clinique des nouveau-nés. L'Athrepsie, par M. PARROT, professeur
à la Faculté de médecine de Paris, médecin de l'hospice des Enfants-
Assistés. Leçons recueillies par M. le Dr TROISIER, ancien interne des
hôpitaux. 1 vol. gr. in-8°, avec 13 planches, dont quatre en couleur.. 18 fr.

Traité de la diphthérie, par M. le Dr A. SANNÉ, ancien interne des hôpitaux de Paris, membre de la Société anatomique, des Sociétés de médecine
de Nancy, de Genève, etc. 1 fort volume in-8° avec 4 planches.. 10 fr.

**Traité des maladies des reins et des altérations pathologiques
de l'urine**, par M. LECORCHÉ, médecin des hôpitaux. 1 fort vol in-8° 12 fr.

Traité du diabète, par M. le Dr LECORCHÉ, médecin des hôpitaux. 1 fort
vol. in-8°...................................... 10 fr.

9 782329 118338